Intuitiv gesund

Werde dein eigener innerer Arzt

Inhaltsverzeichnis

EINLEITUNG

Intuitiv gesund – Das hört sich so super und einfach an. Du musst nur an deine Intuition oder dich selbst glauben und schon wirst du nicht mehr krank. Solltest du aber dennoch einmal krank werden, wirst du damit wieder gesund. So hört sich jedenfalls eine neu aufkommende Idee an.

Die intuitive Gesundheit würde uns allen gefallen und unser aller Leben verbessern. Da stellt sich jedoch auch schnell die Frage, was ist da wirklich dran? Kannst du solchen Versprechungen glauben? Sind sie vielleicht sogar gefährlich?

In diesem Buch geht es nicht darum, einfach nur die Idee der intuitiven Gesundheit zu verbreiten. Hier geht es vielmehr darum, diese Idee zu beleuchten und zu sehen, was daran wahr ist und was daran nicht stimmt. Dann kannst du für dich entscheiden, ob und wie weit du dem Versprechen der intuitiven Gesundheit folgen möchtest.

KAPITEL 1: SEI DEIN EIGENER

ARZT

Kannst du intuitiv deine Gesundheit erhalten oder bewirken, dann kannst du dein eigener Arzt sein. Das ist jedoch nichts, was unerkannt bleiben würde. Wenn die Menschen sich selbst massenweise intuitiv heilen, dann würden sie das schnell kundtun. Der Medizin würden dann die Patienten ausgehen und wir würden uns alle selbst behandeln. Nun sind die Hospitäler aber nach wie vor gut gefüllt. Da ist man natürlich schnell dabei, die intuitive Gesundheit als Humbug abzutun. Vielleicht aber hat die Schulmedizin bereits selbst Hinweise darauf gefunden, dass die Gesundheit auch ohne sie auskommt.

Stress

Stress ist heute als Krankmacher Nummer 1 in aller Munde. Jeder fürchtet sich davor, jeder will ihn vermeiden und doch stehen wir alle immer wieder einfach nur unter Stress. Dann kommt die Rede schnell auf Burnout und CFS. Das alles ist heute so modern, so hip und in. Kann es aber sein, dass die Medizin selbst bereits etwas im Umgang mit Stress erkannt hat, was uns allen die intuitive Gesundheit sehr viel glaubwürdiger macht? Kann es sein, dass Stress gut ist und wir uns nur krank denken?

Beginnen wir damit, den Stress selbst zu verstehen. Was ist Stress? Dieser lässt sich in zwei Komponenten unterteilen, den psychischen und den physischen Teil. Der psychische Teil besteht darin, dass wir uns unter Druck gesetzt fühlen. Wir müssen entweder zu viel leisten, zu viel in einer zu kurzen Zeit oder aber eine Aufgabe erledigen, der wir uns nicht gewachsen fühlen. Das bringt Stress. Dieser macht uns krank, nicht wahr?

Der psychische Teil ist als Auslöser für den Stress schnell abgetan, soll uns jedoch später noch einmal beschäftigen. Wichtiger ist der körperliche Teil. Dieser besteht aus mehreren Reaktionen. Das beginnt damit, dass unser Herz schneller schlägt und unsere Atmungsfrequenz sich erhöht. Damit wird mehr Sauerstoff aufgenommen und dieser wird über das Blut nun besser verteilt. Zugleich setzt dein Körper Energie frei.

Befindest du dich im Stress, setzt dein Körper dazu auch noch Hormone, wie zum Beispiel Adrenalin, frei. Eines davon ist Oxytocin oder auch das sogenannte Schmusehormon.

Unter anderem sorgt dieses Hormon dafür, dass du eine andere Person halten möchtest. Du willst dich aussprechen und willst einfach nicht allein sein. Oxytocin ist ein Stresshormon, es wird während der Stressreaktion deines Körpers in großen Mengen freigesetzt. Es bringt dich dazu, dass du nach Hilfe suchst.

Oxytocin stärkt außerdem dein Herz. Dort befinden sich bestimmte Andockstellen für das Hormon. Es veranlasst die Zellen im Herzen, sich schneller zu regenerieren. Es heilt also die Schäden, die durch den Stress bewirkt werden.

Oxytocin wirkt entzündungshemmend und es veranlasst deine Blutgefäße, schön weit und entspannt zu bleiben. Du weißt bestimmt, dass Stress dein Herz und deinen Kreislauf belastet. Das Stresshormon

Oxytocin ist genau darauf ausgelegt, diese Belastung zu verhindern.

Fassen wir das Ganze noch einmal zusammen: Dein Herz schlägt schneller, ebenso deine Atmung, du setzt Hormone frei und dein Körper gibt dir mehr Energie. Wie unterscheidet sich das alles von deiner Reaktion auf Sport oder Sex? Die Antwort ist ganz einfach: gar nicht. Da stellt sich nun die folgende Frage: Warum soll die Reaktion deines Körpers beim Training und beim Sex so gesund und im Stress dann schlecht sein?

Tatsächlich wird uns immer wieder empfohlen, Sport zu treiben. Uns wird auch gesagt, dass Sex ebenso gut, wenn nicht sogar besser, ist. Bei beiden bedient sich der Körper der Stressreaktion, um dir Energie zu geben und dein Leistungsvermögen zu steigern. Wenn du nun unter echtem Stress stehst, gibt dein Körper dir genau das Gleiche. Er fährt hoch, damit du stark genug bist, um mit der Herausforderung fertigzuwerden. Warum ist das nun schlecht?

Die Wahrheit ist, das hat die Schulmedizin selbst erkannt, dass die Stressreaktion an sich dich nicht krank macht. Im Gegenteil. Sie stärkt dich für den Moment und für dein gesamtes Leben. Dein Herz, deine Blutgefäße und dein sozialer Umgang, all das wird verbessert und all das stärkt deine Gesundheit.

Wenn Stress uns dann stärkt, irren wir uns dann in den Krankenstatistiken? Grundsätzlich nein, denn die Leute werden krank und sie sterben früher, aber eben nicht vom Stress. Sie werden krank, weil sie denken, dass Stress krank macht.

Es wurden mehrere Studien durchgeführt. Dabei wurden drei Gruppen miteinander vergleichen. Die erste Gruppe hatte keinen Stress. Die zweite Gruppe hatte Stress und dachte, dieser ist schlecht. Die dritte Gruppe hatte Stress, ohne sich ein Urteil über diesen zu bilden. Interessant ist, dass die dritte Gruppe die gesündeste Gruppe war.

Zu diesen Untersuchungen kommt auch noch das Ergebnis von Testreihen. Dabei wurden Leute gezielt unter sozialen Stress gesetzt. Eine Gruppe sah den Stress als schlecht an. Der anderen Gruppe wurde erklärt, dass die Stressreaktion ihres Körpers dazu dient, ihnen zu helfen. Diese Gruppe ging mit dem Stress dann auch viel besser um und war bei den Testaufgaben sehr viel erfolgreicher.

Warum aber können wir uns krank machen, wenn wir nur denken, dass Stress gefährlich bzw. schädlich ist? Das liegt einfach daran, dass unser Körper uns glaubt. Wenn wir denken, dass Stress uns schadet, dann ziehen sich die Blutgefäße zusammen. Das Herz schlägt nun schneller, doch die Blutgefäße setzen ihm Widerstand entgegen. Das Resultat ist eine Überlastung des Herzens und des Herzkreislaufsystems, sowie Bluthochdruck. Wenn wir dagegen die Stressreaktion als gut ansehen, bleiben die Blutgefäße geweitet. Dann kann das Herz das Blut leicht hindurchpumpen und wird nicht überlastet.

Die Schulmedizin selbst hat erkannt, dass es unser Glaube ist, der unserer Gesundheit schadet. Wir glauben, Stress ist schlecht. Dann wehrt sich der Körper dagegen und das macht uns krank. Wenn uns aber unser Verstand krank machen kann, dann ist es im Umkehrschluss ebenso möglich, dass uns unser Verstand gesundmachen kann. Das gilt zumindest für die Bereiche, bei denen unser Verstand die Erkrankung verursacht.

Von diesen Erkenntnissen ausgehend, lässt sich feststellen, dass wir uns zumindest nicht gezielt krank denken. Wir geben jedoch einer Sache eine Bedeutung, wie zum Beispiel, dass Stress schlecht ist. Gemäß dieser Bedeutung reagiert unser Körper und daraufhin kann sich ein Krankheitsbild einstellen.

Einsamkeit

Schlechtes Essen, zu viel Stress, zu wenig Bewegung, all das macht uns krank. Das sagt jedenfalls die Medizin. Für den Stress haben wir jedoch bereits gesehen, dass das nicht ganz so stimmt. Für das Essen, da schauen wir auch noch einmal genauer hin. Hier jedoch geht es um eine Studie, die all diese Dinge, dazu noch

Blutwerte und andere Faktoren, betrachtet hat.

Besagte Studie wurde in den USA erstellt. Dabei wurden tausende Leute über ihr Leben hinweg beobachtet. Jedes Jahr wurden sie erneut gefragt, ob sie die Studie fortsetzen wollen. Jedes Jahr wurde denen, die das bejahten, Fragen gestellt. Die Interviewer gingen zu ihnen nach Hause und schauten sich ihr Leben an. Sie gingen mit ihnen auch zum Arzt und checkten ihren körperlichen Zustand und ihre Blutwerte.

Die Studie erstreckt sich heute über 75 Jahre. Noch immer sind einige Probanden dabei. Das Team jedoch, das sie begleitet, wurde inzwischen komplett ausgetauscht. Neue Ideen wurden eingebracht und neue Wege beschritten. So wurden auch die Familien und Partner der Probanden in die

Studie miteinbezogen. Dabei hat sich etwas interessantes ergeben.

Viele von uns wollen gesund leben, um damit auch vor allem länger zu leben. Wir wollen nicht krank werden, sondern uns wohlfühlen. Die Studie hat nun herausgefunden, dass die Ernährung, die Bewegung, die Blutwerte und die Befunde der Ärzte alle nichts damit zu tun haben. Davon lässt sich nicht ablesen, wie alt eine Person wird oder wie gesund diese Person im fortgeschrittenen Alter sein wird. Dies lässt sich aber ablesen, doch dafür musste das Team auf andere Faktoren schauen.

Das Alter, das eine Person erleben wird, und die Gesundheit lässt sich einfach davon ableiten, wie einsam die Person ist. Leute, die sich in einer Beziehung befinden, leben länger und sind dabei gesünder. Je länger diese Beziehung anhält und je glücklicher sie verläuft, desto höher ist die Lebenserwartung der Betroffenen und desto gesünder bleiben sie.

Die Leute, die einsam waren, wurden schnell krank und starben eher. Das ist vor allem dann sehr interessant, wenn wir zwei Zustände miteinander verbinden. Heute haben wir viele sogenannte Zivilisationskrankheiten. Das heißt, wir sind krank aufgrund der hohen Entwicklungsstufe unserer Gesellschaft. Dazu kommt, dass sich heute viele von uns einfach nur noch einsam fühlen.

Die zunehmende Vereinsamung der Menschen und die Zunahme von Zivilisationskrankheiten stehen in einem direkten Zusammenhang. Das lässt sich einfach davon ablesen, dass mehr einsame Menschen von diesen Erkrankungen betroffen sind. Was heißt das für uns?

Wir Menschen sind Herdentiere. Wir wollen nicht allein sein. Das lässt sich auch von dem Stresshormon Oxytocin ableiten, denn dieses weckt in uns den Drang nach menschlicher Gesellschaft. Wie aber macht uns Einsamkeit krank?

Wenn wir allein sind, dann fühlen wir uns nicht wohl und wir sind nicht abgelenkt. Dann grübeln wir über viele Dinge nach und, da wir uns nicht wohlfühlen, sehen diese in einem schlechten Licht. Wir füllen die Leere, die wir empfinden, weil wir einsam sind, damit, dass wir uns auf andere Dinge konzentrieren. Daher steigt auch die Anzahl der Leute, die diese oder jene Diäten durchführen, diese oder jene Ernährung und Heilmethode ausprobieren usw. Das heißt, wir stürzen uns in Aktivitäten, die davon ausgehen, dass viele Dinge in unserem Leben ungesund oder einfach nicht gut sind. Unser Körper glaubt uns das und reagiert.

Diese Reaktion macht uns dann über die Dauer tatsächlich krank.

Die schlechten Dinge lassen sich jedoch nie ganz vermeiden. So wird eine Diät zum Beispiel mit einem Schlemmertag unterbrochen. Wenn wir dann krank werden, bestätigen das unseren Glauben. Das verstärkt diesen noch und unser Körper reagiert noch stärker. Das macht uns dann noch mehr oder noch schneller krank.

Diabetes

Ein weiteres Beispiel ist Diabetes bzw. Zucker. Angeblich soll zu viel Zuckerkonsum die Krankheit bringen. Das erscheint auf den ersten Blick auch logisch, wenn wir uns die Reaktion unseres Körpers auf Zucker anschauen.

Nimmst du Zucker zu dir, dann gelangt dieser in deine Blutbahnen. Dort ist er eigentlich gut, denn so kann er über das Blut deinen gesamten Körper mit Energie versorgen. Andererseits ist der Zucker im Blut aber auch schlecht. Zu viel davon kann die Zellen schädigen. Daher muss der Zucker schnell abgebaut werden.

Zucker wird im Blut abgebaut, indem dein Körper Insulin freisetzt. Insulin macht die Zellmembranen für den Zucker durchlässig, so dass er verarbeitet werden kann. Soweit die offizielle Sichtweise.

Wenn du viel Zucker zu dir nimmst, dann setzt dein Körper auch viel Insulin frei. Leider kann die Menge nicht genau gesteuert werden, so dass zu viel Insulin in deine Blutbahn gerät. Das sorgt dann dafür, dass zu viel Zucker verwertet wird und dadurch dein Blutzuckerspiegel zu sehr absinkt. Dann hast du wieder erneuten Heißhunger auf Zucker.

Als Reaktion auf den neuerlichen Heißhunger isst du wieder mehr Zucker. Es wird wieder Insulin freigesetzt, dein Blutzuckerspiegel geht erst hoch und dann zu tief hinunter und so entsteht erneut Heißhunger. Die permanente Freigabe von Insulin macht die Zellen resistent, so dass immer mehr davon freigesetzt werden muss. Das aber überfordert mit der Zeit die

Bauchspeicheldrüse, die das Insulin produziert. Die Folge ist, dass diese ihren Geist aufgibt und du dann Diabetes hast.

Das Ganze leuchtet ein, doch da gibt es eine kleine Unstimmigkeit. Deine Zellen können nicht permanent neuen Zucker aufnehmen und du brauchst eine ständige Versorgung mit Zucker. Letztere wird sichergestellt, indem dein Körper selbst, genaugenommen deine Leber, Zucker produziert. In anderen Worten, wenn du keinen Zucker isst, dann setzt du selbst welchen frei.

Deine Leber setzt also im Normalfall Zucker frei. Wenn du dann tatsächlich selbst Zucker isst, produziert deine Leber eben weniger davon. Es geht aber noch weiter. Was, wenn du mehr Zucker zu dir nimmst, als deine Leber produzieren würde? Sie kann ihre Produktion reduzieren, doch was, wenn dann immer noch mehr Zucker kommt. Die Antwort ist auch hier ganz einfach. Deine Leber wandelt die Übermenge an Zucker einfach in Fett um.

Zusammengefasst lässt sich also feststellen, dass wir auch ohne Zucker zu essen oder zu trinken, immer Zucker im Blut haben. Wenn wir uns Zucker zuführen, produziert unser Körper eben keinen eigenen Zucker. Wenn wir mehr zuführen, als unser Körper produzieren würden, wandelt er den Überschuss in Fett um. Warum haben wir dann so viel Leute mit Diabetes?

Tatsache ist, dass Diabetes als Folge einer falschen, einer zuckerhaltigen Ernährung, gepusht wurde. Warum? Nun, damit lässt sich Geld verdienen. Das beginnt bei Süßstoffen, die keinen Zucker enthalten. Das geht weiter mit Ernährungstipps, die Zucker vermeiden, und das endet bei der

Pharmaindustrie und der Schulmedizin, die damit ihr Geld verdienen. Ganz schön böser Spruch, nicht wahr? Wie macht dich das aber nun krank?

Dein Körper glaubt dir einfach, wenn du denkst, dass du von einer Ernährung oder von bestimmten Nahrungsmitteln krank wirst. Das bewirkt dann eine Reaktion, die sich mit Stress vergleichen lässt. Glaubst du, dass Stress dich erkranken lässt, reagiert dein Körper entsprechend darauf. Diese Reaktion macht dich tatsächlich krank. Bist du überzeugt davon, dass Zucker zu Diabetes führt, dann reagiert dein Körper und schon hat es dich erwischt.

Die Mediziner haben selbst davor gewarnt, allzu viel über die sogenannte Volkskrankheit Diabetes zu berichten. Sie haben selbst erklärt, dass das Berichten darüber zu einer Verbreitung führt. Die Leute glauben daran und bekommen es.

Gedanken machen krank

Gedanken können dich krank machen. Dein Körper glaubt dir und er wird auf das, was du tust oder was du zu dir nimmst, entsprechend reagieren. Das aber sorgt am Ende dafür, dass du tatsächlich krank wirst.

Umgedreht, wenn du dich nicht sorgst, dann steuert dein Körper das meiste nicht einfach nur selbst, sondern auch richtig. Dann wirst du nicht krank, sondern lebst lange und bleibst gesund.

Daraus lässt sich zumindest soweit der Schluss ziehen, dass du dich intuitiv zumindest soweit heilen kannst, wie dich Gedanken krank machen können. Wie es darüber hinaus aussieht? Nun, es gibt immer wieder Beispiele, wie sich Leute an Hoffnung klammern. Wie sie daran glauben, dass sie am Ende die Krankheit doch besiegen können. Sie sind damit oftmals jedoch nicht erfolgreich.

KAPITEL 2: DIE

SCHULMEDIZIN

Intuitiv gesund – sei dein eigener Arzt. Es ist tatsächlich so, dass dich Gedanken krankmachen können. Es ist auch so, dass du dich zumindest in diesem Bereich auch mit Gedanken und Intuition heilen kannst. Auf der anderen Seite steht die Schulmedizin. Diese hat sich bereits im Hinblick auf Stress und Diabetes geirrt. Da fragt man sich doch, inwieweit man den klassischen Medizinern überhaupt trauen kann.

Das Aderlassen

Die Medizin von heute ist nicht einfach aus dem Nichts entstanden. Sie schaut auf eine lange Tradition zurück und diese Tradition ist auch eine Geschichte der Fehlschläge und Irrtümer. Das beginnt mit der Säftelehre und dem Aderlassen.

Das Aderlassen entspringt der Idee, dass Krankheiten dadurch ausgelöst werden, dass sich die Säfte in unserem Körper nicht im richtigen Gleichgewicht befinden. Dann muss dieses Gleichgewicht wiederhergestellt werden.

Wenn jemand vor ein paar hundert Jahren krank wurde und das Pech hatte, sich einen Arzt leisten zu können, wurde er zur Ader gelassen. Das heißt der Doktor kam zum Heim des Patienten. Dieser fühlte sich meistens schwach, miserabel und eben krank.

Heute wissen wir, dass die Symptome nicht wirklich die Krankheit selbst darstellen. Sie sind vielmehr die Reaktion des Immunsystems auf die eigentliche Erkrankung. Das heißt, der Körper sammelt seine Kraft, um sich gegen das zu wehren, was ihn infiziert.

Heute verwenden wir Medizin, die die Krankheit selbst zurückdrängt oder Medizin, die die Symptome der Erkrankung einschränken. In jedem Fall aber versuchen wir, den Patienten zu stärken und damit seinem Immunsystem den Kampf zu erleichtern.

Damals dagegen wurde angenommen, dass der Betroffene über zu viel Blut verfügte. Das Aderlassen ging so vor sich, dass ein Blutgefäß angeschnitten wurde. Das

Blut konnte so auslaufen, bis der Arzt der Meinung war, dass der Überschuss damit abgebaut ist.

Was dabei wirklich geschah, war, dass der Körper geschwächt wurde. Das Blut ist ein wichtiges Transportmittel für die Nährstoffe, den Sauerstoff, die Körperchen des Immunsystems und den Abtransport von Giften. Das Blut wurde aber nun im Körper in seiner Menge reduziert. Daraufhin konnte der Körper sich nicht mehr so gut selbst heilen und musst zu allem Überfluss nun auch noch neues Blut produzieren.

Die Ärzte heilten also den Patienten bei bestimmten Erkrankungen nicht mit ihrer Allzweckwaffe `Aderlass´, sie erschwerten damit seine natürliche Selbstheilung. Das führte häufig genug zum Tode. Damals also lag die Schulmedizin oftmals falsch.

Drogen

Drogen wurde ebenfalls immer nachgesagt, dass sie gesundheitsschädlich seien. Sie machen nicht nur abhängig, sie zerstören dein Gehirn und deinen Körper. Auch hier ist inzwischen bekannt, dass dies nicht mehr in allen Fällen stimmt.

Drogen, z.B. Cannabis, können tatsächlich auch heilende Wirkung entfalten. Es gibt immer mehr Interessengruppen, darunter auch Mediziner, die eine Legalisierung und Anwendung in der Medizin verlangen.

Cannabis zum Beispiel wirkt entzündungshemmend. Die Pflanze hindert auch manche Krebszellen am Wachstum und hilft gegen Schmerzen. Daher sind gerade hier viele Ärzte der Meinung, dass sich Cannabis im Kampf gegen chronische Schmerzen und gegen Krebs einsetzen lässt.

Viele Länder folgen inzwischen den Vorschlägen der Ärzte. So ist es in einigen Staaten erlaubt, Cannabis anzubauen, die Droge daraus zu gewinnen, diese zu verkaufen und zu verwenden. Andere Länder erlauben den Konsum mit ärztlichem Rezept und wieder andere haben ihre eigenen Regeln, die jedoch zumindest die Anwendung als Medizin erlauben. Auch hier also hat sich die Schulmedizin über Jahre geirrt.

Cholesterin

Cholesterin wurde ebenfalls sehr lange sehr pauschal verteufelt. Das galt speziell in Bezug auf Eier. Inzwischen wurde herausgefunden, dass es mehrere Arten von Cholesterin gibt. Darunter sind besonders das LDL und HDL zu erwähnen.

Cholesterin ist die Verbindung von Fett mit Eiweißen. Fett kann nicht in Wasser und damit auch nicht in Blut gelöst werden. Das siehst du, wenn du eine Suppe kochst. Dort schwimmt das Fett auf dem Wasser. In unserem Blut würde sich das Fett an den Wänden der Blutgefäße ablagern und dann diese nach und nach verstopfen. Damit das nicht geschieht, verbindet sich das Fett mit Eiweiß. Die Eiweiße können das Fett lösen und sich damit durch das Blut bewegen.

Das Cholesterin wird gemäß des Anteils der Eiweiße unterteilt. LDL steht dabei für Low Density Lipoproteine. Das heißt, hier ist viel Fett mit wenig Eiweiß verbunden. HDL dagegen steht für High Density Lipoproteine. Hier ist die Menge der Eiweiße im Vergleich zum Fett sehr hoch.

LDL ist das schlechte Cholesterin. Aufgrund des geringen Anteils der Eiweiße kann es sich an den Wänden der Blutgefäße ablagern und diese nach und nach verstopfen. Hier haben die Ärzte recht, wenn es darum geht, das Cholesterin zu verteufeln. Beim HDL sieht das Ganze aber anders aus.

HDL dagegen ist zwar auch Cholesterin, doch es ist ein gutes Cholesterin. Weil hier der Anteil der Eiweiße hoch ist, kann es sich nicht an den Gefäßwänden absetzen. Besser noch. Wenn es auf seiner Reise durch die Blutbahnen an

Stellen kommt, wo sich bereits Fett abgesetzt hat, reinigt es die Wände. Das geschieht dadurch, dass das HDL das Fett in sich aufnimmt und es dann wieder weitergetragen werden kann.

Lange Zeit wurde der Verzehr von Eiern als schlecht dargestellt, weil diese Cholesterin enthalten. Die Wahrheit ist jedoch, dass sich in den Eiern HDL befindet. Das bedeutet, dass der Verzehr von Eiern gut ist und dafür sorgt, dass sich Gefäßverkalkungen lösen.

Das Vertrauen in die

Schulmedizin

Die Idee der intuitiven Gesundheit basiert auch darauf, dass das Vertrauen in die Schulmedizin sinkt. Aufgrund der Geschichte ist dies auch durchaus gerechtfertigt. Wir sollten nicht davon ausgehen, dass die Ärzte immer recht haben und immer genau wissen, was gut für uns ist. Es ist wichtig, dass wir selbst uns informieren und unsere eigenen Entscheidungen fällen.

KAPITEL 3: DER PLACEBO-EFFEKT UND DIE KONTEXT-EFFEKTE

Der Placebo-Effekt ist im Grunde genommen ein wirksames Argument dafür, dass die intuitive Gesundheit bzw. Heilung möglich ist. Dieser Effekt ist bekannt und nachgewiesen. Es gibt jedoch Grenzen und es ist wichtig, ihn gegen Kontext-Effekte abzugrenzen. Letztere sind weniger bekannt und schwächen die argumentative Wirkung des Placebo-Effektes.

Der Placebo-Effekt

Der Placebo-Effekt ist die Wirkung eines Medikamentes, das eigentlich nicht wirkt. Ein Placebo ist dabei ein Arzneimittel, welches an sich keine medizinisch wirkenden Stoffe enthält. Damit kann es im Grunde genommen keine heilende Wirkung entfalten. Diese kommt jedoch zustande, weil der Patient glaubt, dass er einen Wirkstoff eingenommen hat.

Placebos sind so aufgebaut, dass sie wie echte Medikamente aussehen. Sie fühlen sich bei der Einnahme auch genauso an, auch wenn sie keinen echten Wirkstoff enthalten. Für den Patienten kommt es darauf an, dass dieser glaubt, er habe eine richtige Medizin mit einem richtigen Heilstoff erhalten.

Gelingt es, dem Patienten den Glauben zu geben, er habe ein wirksames Medikament erhalten, kommt es oftmals zu körperlichen Veränderungen. Auch fühlt sich der Patient gleich viel besser. Der Patient glaubt an seine Behandlung und dass diese die Verbesserung bewirkt hat. Das liegt an einem komplizierten Zusammenhang zwischen dem Geist und dem Körper.

Am einfachsten lässt sich dieser Zusammenhang so erklären, dass wir, wenn wir krank sind, uns Sorgen machen. Damit signalisieren wir dem Körper, wie gefährlich die Erkrankung ist und dieser reagiert entsprechend. Nimmst du nun in dieser Situation ein Placebo, dann geschieht das Gegenteil. Du fühlst dich in guten Händen. Deine Besorgnis angesichts der Erkrankung verschwindet und du entspannst dich. Das stärkt die Selbstheilungskräfte die dann die eigentliche Linderung bewirken.

Der Placebo-Effekt ist also nichts anderes als die Entspannung und das Beenden der Angst. Den Rest erledigt dein Körper. Es ist nicht so, dass dein Geist deinen Körper heilt. Dein Geist hört nur auf, deinen Körper bei der Heilung zu behindern.

Die Kontext-Effekte

Der Placebo-Effekt ist nachgewiesen und, wenn auch nicht vollständig, so doch weitestgehend erklärt. Was wir dann aber oftmals noch als Placebo-Effekt bezeichnen bzw. damit verwechseln, das sind die Kontext-Effekte.

Kontext-Effekte sind all die Effekte, die auch ohne eine medizinische Intervention auftreten. Das ist dann zum Beispiel einfach der natürliche Krankheitsverlauf. Die

Beschwerden werden gelindert und Wunden heilen einfach einmal.

Ein weiterer Kontext-Effekt ist die sogenannte Regression zur Mitte. Die Krankheit, das ist ein Extremzustand. Die Natur hat jedoch das Bestreben, Extremzustände zu beenden. Dementsprechend wird auch ein extremer Krankheitsverlauf schnell schwächer werden.

Weiterhin nehmen wir bei Beschwerden endlich einmal all die gutgemeinten Ratschläge ernst. Wir verzichten viel eher auf Alkohol, Kaffee oder eine ungesunde Ernährung. Wir bewegen uns und achten auf uns selbst. Auch das bewirkt eine Linderung von Beschwerden.

Ein weiterer Kontext-Effekt ist das Wechseln der Therapie. Eine einmal gewählte Therapie mag nicht helfen oder sogar Nebenwirkungen hervorbringen. Eine neue Therapie sorgt jedoch gegebenenfalls für die richtige Hilfe.

Ebenfalls nicht zu unterschätzen ist die Gewöhnung. Wenn eine Erkrankung länger anhält, gewöhnen wir uns daran und nehmen sie nicht mehr als so schlimm wahr. Dazu kommen noch weitere Umstände im Einzelfall.

Die echte Bedeutung

Die echte Bedeutung des Placebo-Effektes ist, dass dieser viel weniger oft vorliegt, als wir uns das vorstellen. Es wurden nämlich häufig nur die Kontext-Effekte mit Placebo-Effekten verwechselt. Wo der Placebo-Effekt jedoch auftritt, führt er nicht zu einer echten Verbesserung der

Situation im Sinne der Herbeiführung einer Heilung. Vielmehr führt der Placebo-Effekt dazu, dass wir aufhören, uns selbst mit unseren Gedanken krank zu machen.

KAPITEL 4: DIE GRENZEN ALS DEIN EIGENER ARZT

Sei intuitiv gesund, sei dein eigener Arzt. Wenn wir uns nun die vorherigen Kapitel ansehen, so scheint das zumindest im Ansatz möglich. Es kommt jedoch darauf an, das Ganze einzuschränken. Du kannst dein eigner Arzt sein, wie es der Placebo-Effekt, deine Reaktion auf Stress und andere Fälle beweisen. Der intuitiven Heilung bzw. Gesundheit sind jedoch Grenzen gesetzt. Sie funktionieren immer nur dann, wenn es deine Gedanken sind, die dich krank machen. Daher musst du deine Grenzen kennen und beachten.

Die Erfolge der Schulmedizin

Einfach deiner Intuition zu folgen, das ist aus verschiedenen Gründen gefährlich. Natürlich haben wir gesehen, dass die Schulmedizin nicht immer richtig lag. Das bedeutet jedoch nicht, dass du sie ganz außer Acht lassen kannst.

Die Schulmedizin unternimmt große Anstrengungen, um die Menschen zu heilen. Wie immer in der Wissenschaft, so gibt es dabei auch Fehlschläge, Missverständnisse und Fehlentwicklungen. Insgesamt hat sich die Schulmedizin jedoch erheblich fortentwickelt und den Menschen damit viel Gutes getan.

Um die Erfolge der Schulmedizin zu verstehen, brauchen wir uns nur die Kindersterblichkeit anzusehen. Vor Jahrhunderten war es absolut normal, dass eine Familie zwischen 6 und 10 Kindern bekam. Von diesen verstarben die Hälfte oder noch mehr, bevor sie das Erwachsenenalter erreichten.

Kinder, und das ist das Interessante für uns, sind wie eine unbemalte Leinwand. Während wir uns krank denken können, sind die Kinder von solchen Gedanken unbelastet. Ihnen wurde nicht erzählt, dass bestimmte Nahrungsmittel ungesund sind und Stress krank macht. Dennoch starben sie in Massen. Das heißt, dass es nicht die Gedanken waren, die dahinter steckten.

Heute überleben die meisten Kinder, denn die Schulmedizin hilft ihnen. Heute werden wir insgesamt älter und sind dabei gesünder. Das ist tatsächlich auf die Erkenntnisse der Schulmedizin zurückzuführen. Diese brachte uns Medikamente, Therapien sowie auch gesunde Verhaltensweisen. Das lässt sich nicht von der Hand weisen. Dafür genügt ein Blick auf die Bevölkerungsstatistiken. Die Kinder sterben nicht und auch die Erwachsenen leiden insgesamt weniger an Erkrankungen. Kurz, wir kommen nicht ohne die Schulmedizin aus.

Die Gefahren der Intuition

Ärzte sind nicht unfehlbar und ebenso steht es mit deiner Intuition. Es erscheint auf den ersten Blick klar. Dein Körper weiß am besten, was du brauchst. Deine Intuition wird dir mitteilen, was du benötigst. Das erklärt jedoch nicht, wie uns Stress krank machen kann, nur weil wir denken, dass er krank macht. Das erklärt auch nicht, wie Leute dick werden und insgesamt an Lebensqualität und Gesundheit einbüßen.

Fakt ist, dass deine Intuition beeinflusst wird. Da ist die Werbung, die dir suggeriert, dass du dieses und jenes brauchst. Da ist die Darstellung von Ärzten, selbsternannten Heilern und Laien im Internet, die dich denken lässt, dass dieses oder jenes ungesund ist. Wenn du dies glaubst, schadest du dir selbst.

In anderen Worten, du kannst deiner Intuition absolut nicht vertrauen, da diese ständig Einflüssen ausgesetzt ist. Selbst wenn du meditierst, wirst du keine vollständige Klarheit erhalten, sondern auch dann wirst du dich mit Problemen und Einflüssen befassen. Es ist also falsch, einfach nur der eigenen Intuition zu folgen.

Falsche Behandlungen und der Placebo-Effekt

Die Schulmedizin hat in der Vergangenheit viele Fehler gemacht. Interessant ist jedoch, dass auch eine falsche Therapie einen gewünschten Erfolg erreichen kann. Das ist immer dann der Fall, wenn die falsche Therapie keine oder nur geringe medizinische Auswirkungen zeigt, aber einen Placebo-Effekt aufweist. Daher ist es tatsächlich gut, sich den Ärzten anzuvertrauen, wenn du krank bist. Du brauchst vor der Schulmedizin keine Angst zu haben. Deine Intuition ist viel eher fehlgeleitet als die Aussage eines Doktors.

Sei glücklich

Willst du dein eigener Arzt sein, dann erkenne, dass die beste Medizin Glück ist. Sei glücklich. Dich zu entspannen und deine Ängste loszulassen, das bringt dir heilende Wirkung. Gedanken an Krankheiten machen dich krank. Sei also glücklich und richte deine Gedanken auf positive Dinge. Dann wirst du die beste Gesundheit erhalten, die dir möglich ist.

Denk selbst nach

Die Schulmedizin, deine Intuition, die Ideen im Internet, alle können sie falsch liegen. Die wichtigste Waffe, über die du verfügst, ist dein eigener Verstand. Hinterfrage die Dinge. Finde heraus, ob

Therapien, Verhaltensweisen oder Ernährungsweisen Sinn machen. Folge nicht einfach den Ideen anderer. Sei dein eigener Chef und werde dein bester Heiler.

Damit gehst du besser zu

einem Arzt

Gedanken können dich heilen. Das ist aber immer nur dann der Fall, wenn es Gedanken sind, die dich zuvor krank gemacht haben. Wenn bei dir eine ernsthafte Erkrankung oder Verletzung vorliegt, hilft dir deine Intuition wenig. Geh damit zu einem Arzt und bekomme die Behandlung, die du brauchst.

Deine Gedanken können dir helfen, Beschwerden zu vermeiden. Das geht, indem du einfach aufhörst, dir ständig Sorgen zu machen und immer nur das Schlimmste anzunehmen. Das geht in deinem täglichen Leben. Wenn jedoch akute Beschwerden vorliegen, dann ist nicht die Zeit für schöne Gedanken. Dann ist es Zeit, einen Fachmann aufzusuchen.

SCHLUSSWORT

Intuitiv gesund, sei dein eigener Arzt, das funktioniert. Es hat funktioniert und es wird auch wieder funktionieren. Das Problem ist jedoch, dass dies nur in bestimmten Situationen zum Erfolg führt. Deine Gedanken können dich krank machen und unter solchen Umständen können sie dich auch heilen. In allen anderen Fällen liegst du damit falsch.

Einfach nur deiner Intuition zu folgen, kann sogar gefährlich sein. Das liegt einfach daran, dass unsere Intuition nicht mehr unbelastet existiert. Wir sind ständigen Einflüssen ausgesetzt und diese programmieren unsere Intuition in deren Sinne. Das heißt, dass du dann genau das Falsche machen kannst, wenn du denkst, dass dir deine Intuition das Richtige vorgibt.

Selbst dann, wenn die Intuition unbelastet ist, wie zum Beispiel bei Kindern, hat es die Schulmedizin mehr als deutlich bewiesen, dass sie zumeist die bessere Wahl ist. Denke also gute Gedanken, halte dich an eine positive Intuition, wenn es um die Vorsorge geht. Sobald jedoch Beschwerden auftreten, solltest du kein Risiko eingehen. Hier weiß der Fachmann immer noch am besten, was zu tun ist. Selbst wenn seine Therapie falsch sein mag, so kann sie doch einen Placebo-Effekt entwickeln und sie lässt sich anpassen. Alles Gute!

IMPRESSUM

Text: Copyright © 2019 by ALI KALAI TLEMCANI

Impressum:

ALI KALAI TLEMCANI

1 Complexe El hassani Immeuble Amal 2

90000 TANGIER

Marokko

Fotos: © lightsource /
https://depositphotos.com/57173219/stock-
photo-lifestyle-choice.html

Wichtiger Hinweis:

Die in diesem Buch enthaltenen
Informationen dienen ausschließlich
informativen Zwecken und dürfen unter
keinen Umständen als Ersatz für eine
professionelle Beratung oder Behandlung
durch ausgebildete und anerkannte Ärzte
angesehen werden. Diese beinhalten
keinerlei Empfehlungen bezüglich
bestimmter Diagnose- oder
Therapieverfahren. Die Inhalte dürfen
niemals als eine Aufforderung zur
Selbstbehandlung oder als Grundlage für
Selbstdiagnosen und -medikation
verstanden werden. Die Informationen
spiegeln lediglich die Meinung des Autors

wieder. Der Autor übernimmt für die Art oder Richtigkeit der Inhalte keine Garantie, weder ausdrücklich noch impliziert.

Sollten Inhalte des Buches gegen geltendes Recht verstoßen, dann bittet der Autor um umgehende Benachrichtigung. Die betreffenden Inhalte werden dann umgehend entfernt oder geändert.